健康生活一点通

全彩图说 宠物病与健康

◎高溥超　主编

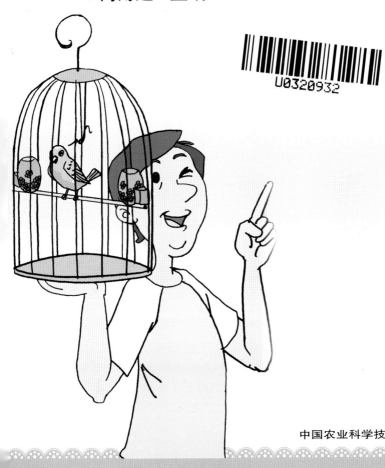

U0320932

中国农业科学技术出版社

图书在版编目（CIP）数据

宠物病与健康／高溥超主编．—北京：中国农业科学
技术出版社，2004.5

（健康与塑身丛书——图文版）

ISBN 7 – 80167 – 618 – 1

Ⅰ．宠…　Ⅱ．高…　Ⅲ. 人畜共患病 – 诊疗 – 图解
Ⅳ. ①R442. 9 – 64②S855 – 64

中国版本图书馆 CIP 数据核字（2004）第 000053 号

责任编辑　　沈银书
责任校对　　贾晓红

出 版 者　　中国农业科学技术出版社
　　　　　　北京市中关村南大街 12 号　邮编：100081
电　　话　　（010）82109698（编辑室）　　（010）82109702（发行部）
　　　　　　（010）82109709（读者服务部）
传　　真　　（010）82106650
网　　址　　http://www.castp.cn
经 销 者　　各地新华书店
印 刷 者　　北京富泰印刷有限公司
开　　本　　850mm ×1 168mm　1/32
印　　张　　4. 625
字　　数　　60 千字
版　　次　　2004 年 5 月第 1 版　2013 年 7 月第 2 次印刷
定　　价　　18. 00 元

编 委 会

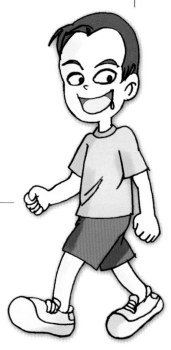

内容提要

　　本书是一本关于宠物病与人体健康的书籍，书中介绍了宠物猫、宠物狗、笼养鸟等不同宠物的种类引发的人体各种疾病及这些疾病的临床症状和防治方法，以积极的态度提醒大众应避免饲养宠物对人体健康的危害。

　　本书集科学性、趣味性、实用性为一体，文字简约，图文并茂，符合读图时代的要求，适合喜养宠物的家庭大众阅读。

目 录

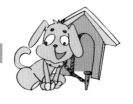

宠物病与人体健康有何关系

宠物一般指猫、狗、兔、笼养鸟等人们喜欢饲养的家庭观赏小动物。人类饲养小动物至少已有几千年的历史了。

时下，随着人类物质文化水平的提高，宠物与人类的关系日益密切，爱好者与饲养者也日益增多。然而，大量地饲养宠物也带来了一定的负面影响，这就是多种宠物病已严重地危害了人体健康。

宠物病从广义讲，包括宠物所患的各种疾病；从狭义说是专指宠物与人共患的传染病。据研究，宠物与人类共患的常见传染病有几十种，如狂犬病、猫弓形虫病、猫爪病、鹦鹉热、猴痘、兔热病

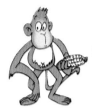
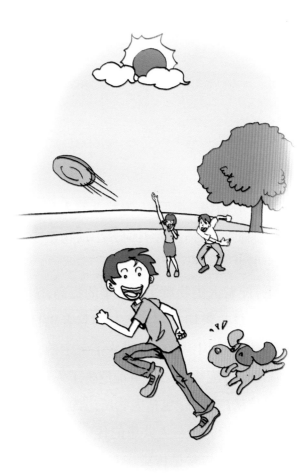

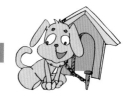

等。这些传染病不但在宠物之间传播，而且可直接传染人。轻者使人发热、腹痛、肌肤红肿、溃疡，重者可有生命危险。

因此，人们饲养宠物之前，只有对宠物可能传染或传播一些疾病情况，如病原、传播途径、症状、防治方法等有一个较全面的了解，才能做到提前预防，减少宠物病的发生，有病早治，更好地保证宠物与人体健康。

宠物进入家庭，人们进入宠物的文化时代，是一种社会进步。家庭饲养天资聪明、活泼好动的猫、狗等宠物，确能为人们的生活增添乐趣。饲养健康的宠物可使老年人不感到孤独寂寞而延年益寿，使小朋友有一位友好而又可依赖的"伙伴"，有益于健康成长，陶冶情操。不过，需要提醒人们的是，饲养宠物之前，一定要为宠物做全面的检查，发现患有传染病的宠物千万不要饲养。饲养健康的宠物也应定期到国家指定的防疫站或宠物医院做宠物体检，或打防疫针，以防传染宠物病，对人身体健康造成伤害。

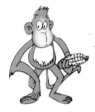
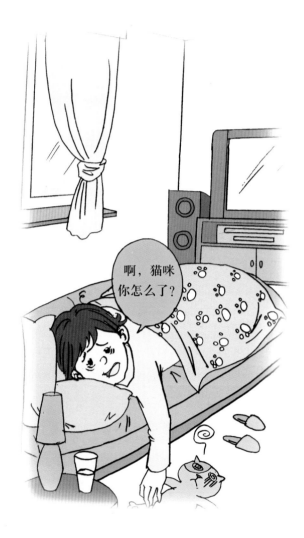

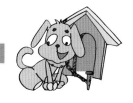

常见宠物有哪些

　　饲养宠物在世界上已有上千年的历史，有许多宠物已成为人类的忠实伙伴，并越来越受人们的喜爱。目前，全国各地的宠物市场日益繁荣，人们饲养宠物的品种和数量也越来越多。常见的宠物有：

　　（1）猫，如波斯猫、狸花猫、虎皮猫、东方短毛猫等；

　　（2）犬，如贵宾犬、松鼠犬、沙皮犬、松狮犬、秋田犬等；

　　（3）玩赏鸟，如百灵、鹦鹉、黄鹂、画眉、云雀、八哥等；

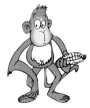

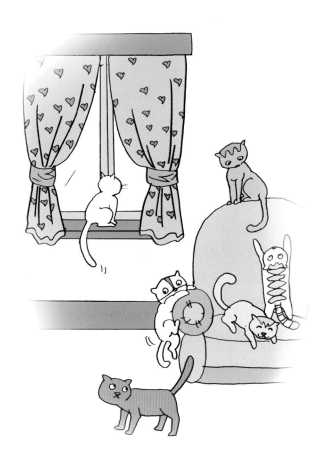

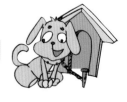

(4) 观赏鱼，如热带鱼、金鱼、锦鲤等；

(5) 龟；

(6) 鼠，如松鼠、仓鼠等；

(7) 兔子；

(8) 玩赏蛇；

(9) 昆虫，如螳螂；

(10) 白猪。

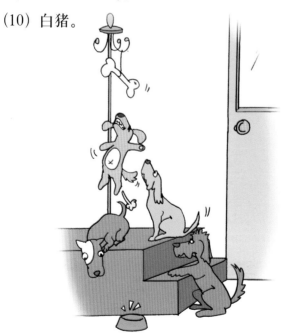

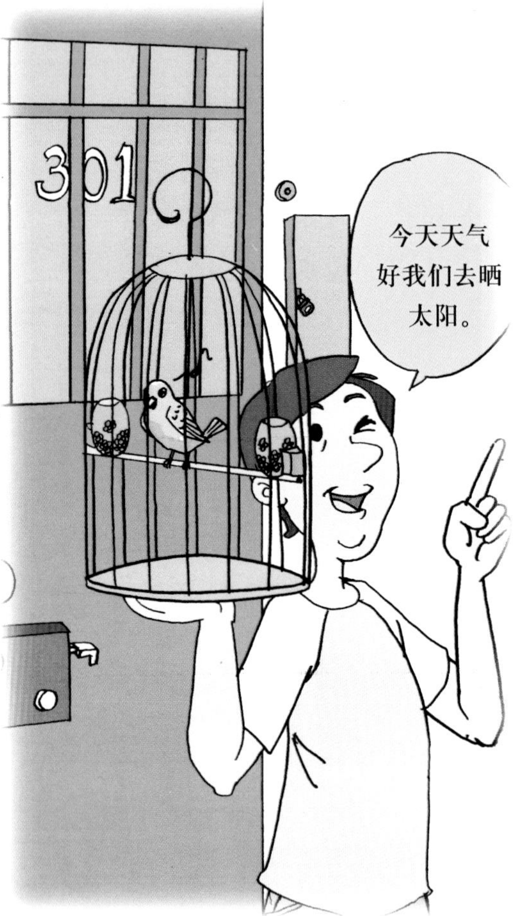
301
今天天气好我们去晒太阳。

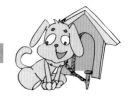

3 宠物猫有多少品种

　　我国在许多年前便开始养猫，但那时通常只是用来捕鼠、玩耍，人们只根据毛色，将猫分成黑猫、白猫、狸花猫、斑猫、银灰猫等，因此，根本就没有猫的品种这一说法。直到19世纪中期，人们开始把猫作为宠物饲养或观赏，生活在世界各地的猫，也有了纯种猫和杂种猫之分。杂种猫是指遗传上不同质的品种、类型间公母猫进行杂交所产生的后代；纯种猫是指遗传上相对稳定、同质，也就是指来源清楚的同一种品种、类型内公母猫相互交配所产生的后代。纯种猫根据毛的长短又可分为长毛猫和短毛猫，短毛猫又叫野猫群，是基

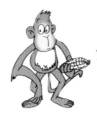

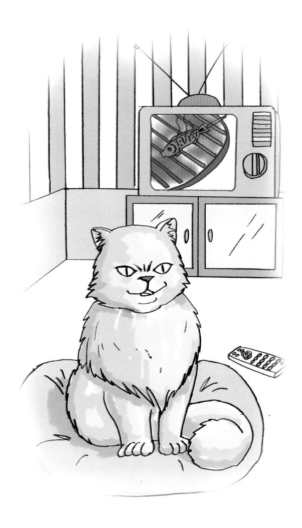

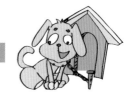

本猫群；长毛猫群是在短毛猫的基础上，由于基因突变发展而来的。

区分纯种猫各个品种的根据是：猫的原产地，毛形和毛色，个体的大小，身体的形态和姿势，头形，眼睛的大小、位置和颜色，四肢的长短和前后肢的比例，尾巴的长短、粗细等。其实每个品种的猫都有它们的主要辨认特征，而这些特征都是由特定基因遗传形成的。现将国外宠物猫的品种分类介绍如下：

（1）短毛猫

阿比西尼亚猫、埃及猫、欧洲短毛猫、美国短毛猫、外来短毛猫、沙特勒猫、虎皮猫、缅甸猫、孟买猫、泰国猫、东肯猫、日本短毛猫、曼岛猫、苏格兰猫、弯耳猫、俄罗斯蓝猫、克拉特猫、哈瓦那棕猫、雷克斯猫、新加坡猫、斯诺手猫、东方短毛猫、斯芬克斯猫、美国卷耳猫、奥交斯埃哲尔斯猫、孟加拉猫、赛尔科克猫、曼彻肯斯猫。

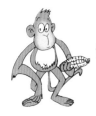

（2）长毛猫

土耳其安哥拉猫、土耳其猫、波斯猫、喜马拉雅猫、波曼猫、巴厘猫、缅因库恩猫、挪威森林猫、布娃娃猫、约克巧克力猫、西伯利亚猫。

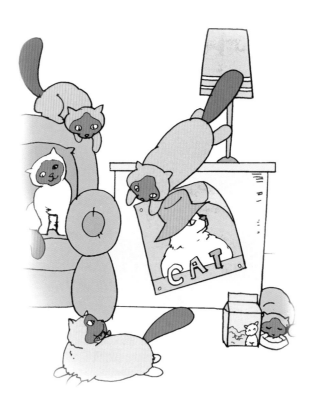

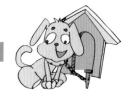

4 宠物狗有多少品种

　　狗是人类最早驯化的家畜之一。由于它灵巧、顺从和忠诚，所以早已成为人类的好帮手，并享有人类最忠实的朋友这一美称。

　　据联合国估计，在世界范围内约有5亿条宠物狗。它们由于饲养地区的不同，又加上人为的杂交、选育等诸多因素，狗的外貌及性格不同，故用途也不一样。据统计，全世界狗的品种在300种以上，其中被称为世界名狗的有100种以上，其具体分类如下：

　　（1）超小型狗品种

　　吉娃娃、松鼠犬、贵宾犬。

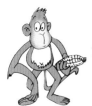
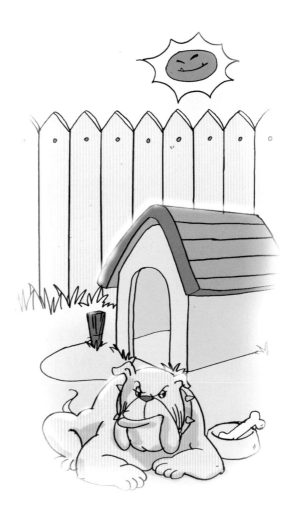

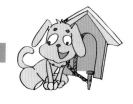

（2）小型狗品种

蝴蝶犬、马其他犬、西施犬、北京犬、毕格犬、设得兰牧羊犬、日本尖嘴犬、巴哥犬、日本肿、柴犬、西藏拉萨犬。

（3）中型狗品种

拳师犬、松狮犬、沙皮犬。

（4）大型和超大型狗品种

斑点犬、秋田犬、苏格兰牧羊犬、德国牧羊犬、杜伯曼警犬、英国波音特犬、大丹犬、圣伯纳犬、阿富汉猎犬、藏獒。

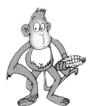
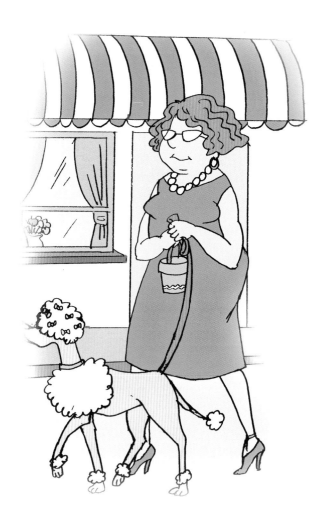

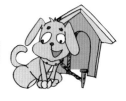

宠物病与健康

5 笼养鸟主要有哪些品种

　　我国幅员辽阔，地形和气候非常复杂，并且自然条件多种多样，具有寒温带气候的动物群，又有热带和亚热带气候的动物群，是一个拥有两种不同特色的动物地理群的国家，这就给各式各样的鸟群提供了优越的栖息和繁衍场所，故鸟类资源极其丰富。

　　世界上不少珍稀鸟类分布在我国境内，或仅限于我国。把野生鸟捕来人工驯养成笼鸟也已有几千年的历史了，在这方面，我们的祖先有着巨大的贡献。早在三千多年前我国就把野生鸟培养出许多不同种鸟的人工品种，还输出世界各地，至今

17

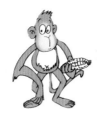

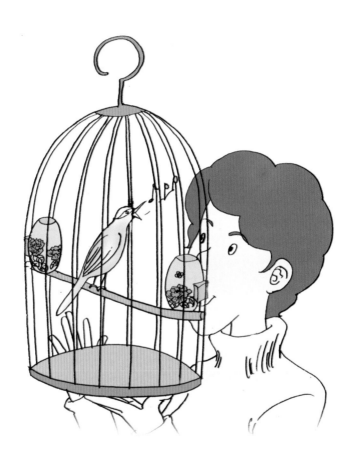

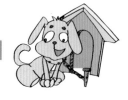

已发展到100多个标准品种。以下我们针对笼养鸟的品种进行分类介绍：

（1）雀科、文鸟科笼鸟

金丝雀、黄雀、黑头蜡嘴雀、白腰朱顶雀、红交嘴雀、灰文鸟锦花雀、十姐妹、梅花雀、五彩文鸟、环喉雀、星雀、红嘴草雀。

（2）鹦鹉科笼鸟

虎皮鹦鹉、牡丹鹦鹉、鸡尾鹦鹉、绯胸鹦鹉。

（3）山雀科笼鸟

红点颏、画眉、红嘴相思鸟、乌鸦、沼泽山雀。

（4）椋鸟科笼鸟

八哥、鹩哥。

（5）百灵科鸟类

百灵。

（6）太平鸟科、绣眼鸟科笼鸟

红肋绣眼鸟、太平鸟。

（7）黄鹂科、鹎科笼鸟

白头鹎、黑枕黄鹂。

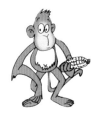

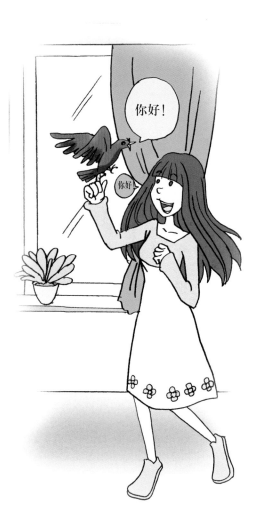

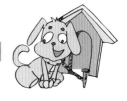

6 宠物猫的生理特点是怎样的

　　猫属肉食动物，靠捕猎生活，具有高度适应捕猎时的快速、敏捷偷袭和爆发力。虽然它们力量小，但却是短跑和跳高的能手，从而保证了它们的繁衍和生存。

　　猫靠脚行走，每只脚下有一大的肉垫，每一脚趾下又有一小的肉垫，前脚有五趾，后脚有四趾。脚底和趾下的柔软肉垫起着绝好的缓冲作用，趾端毛中隐藏着一个角质的利爪，爪呈三角沟形，只在扑捉猎物时才伸露出来，这样可以牢牢地抓着猎物，猫使用前爪的方式与人们相似。猫的后趾特别强健，当它跳跃或奔跑时，后肢显示了惊人的力

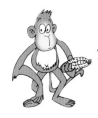

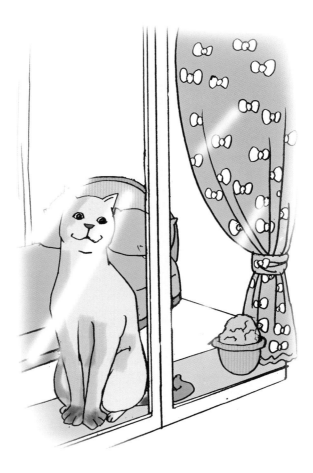

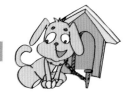

量,与其他动物或同类搏斗时,常用伸出的利爪作为"武器",遇到无力反击的强敌时,可用利爪攀登树木、木柱或其他物体,迅速逃循。

出生后3~4月龄的幼猫,利爪还不能缩回或不能完全缩回。室内饲养的猫,若主人不给它定期修剪爪尖,会把家中的人抓伤,或将床单、被褥及沙发等抓破。

猫的尾巴起着平衡体态的作用。另外,猫的尾巴还能反映出猫的情绪。尾尖抽动,表示遇到新的情况或是兴奋;整个尾巴猛烈地抽动,常意味着生气;温和地拨动尾巴,常是高兴的象征;尾巴猛然呈现痉挛性拨动,多半表示愤怒或受惊。

猫的触须富有感觉性能,在黑暗中还可以弥补猫视力的不足,几乎起到代替眼睛的作用。许多人认为猫须是通过空气中轻微压力的变化来识别或感知物体的。猫的眉毛也有感知物体的作用。猫前趾腕关节的背面都有一簇具有触觉作用的须毛,事实上猫全身的触觉都很敏感,其中特别是耳后

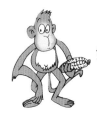

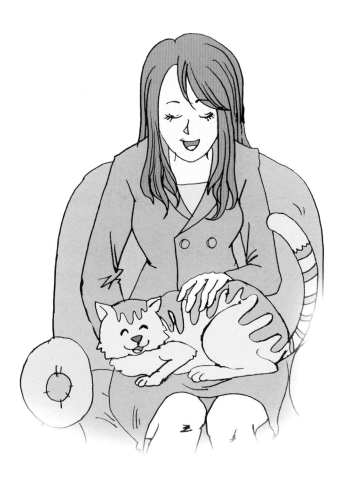

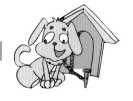

部和脊背两侧的柔毛。

　　猫的背毛因季节而异，冬季背毛稠密光泽，这与猫的皮下腺分泌有关，猫的皮下腺不是汗腺，猫仅有的汗腺在趾垫之间。

　　健猫很爱清洁，它没有难闻的气味。猫经常用自己的粗糙舌面添拭背毛，从而使背毛光泽漂亮。舌面上的乳突非常有力，颇似锉齿，可把骨头的表面锉平，但是这些乳突对猫也有不利之处。即凡是进入口腔的东西只可咽下不能返逆，由此常会错咽某些尖锐物体，造成肠胃内部的创伤，如刚针、发卡、鱼刺。猫饮水或其他饮料时，舌弯曲为汤匙状将水咽和啖入口内。

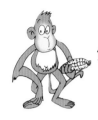

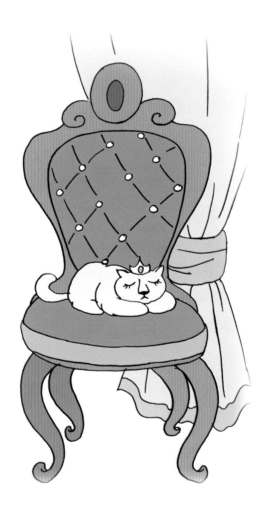

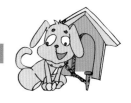

7 宠物狗的生理特点是怎样的

狗的祖先也是肉食动物，以捕捉小动物为生，有时也吃一些块茎等植物。随着被人工饲养后，它们逐渐由肉食动物转为杂食动物，甚至素食也可维持生命，但它们仍保留着肉食动物的生理消化机能，如嗅觉、味觉、听觉、视觉、触觉等。

狗的感官中最发达的是嗅觉，位于鼻腔上部，表面有许多皱褶。狗的嗅觉在其生活中占有重要的地位，其灵敏的嗅觉可表现于两个方面：一是对气味的敏感程度；二是对气味的分辨能力。

狗在确定陌生事物时，首先是闻气味，直到它熟悉为止，狗根据嗅觉信息来识别主人或伙伴，鉴

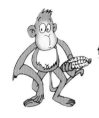

健康与塑身丛书——图文版

宠物病与 健 康

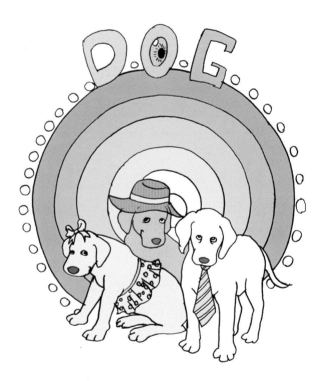

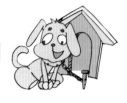

定同类的性别、发情状态，识别幼仔，辨别路途、方位、猎物或食物等。狗对人的气味敏感度非常惊人，如用手握过的东西，甚至口袋里的手帕所接触过的东西，或曾站过的地面上所留鞋印的气味，它都能依循线索找出这个人来。

在听觉方面，狗的耳朵有多种形态，一般立耳狗比垂直狗的听力更为敏锐。即使在睡觉的时候，狗的耳朵也仍处于"戒备"状态，一旦声音有异动，它就立刻跳起来吠叫。

狗的听觉比人类的听力灵敏16倍，而且能分辨声音的密度及特征。

狗还能从声音的调子分辨出人的情绪。如它能单凭叫自己名字的声音，分辨出这个人是喜欢它还是讨厌它，从而决定服从与否。

狗在被训练时，可以根据音调、音节的变化来建立条件反射，完成主人教给它的动作。训练时，狗完全可以听从很轻的口令声音，不要对它大喊大叫。过高音响或音频对狗是一种逆境刺激，使狗

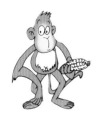

健康与塑身丛书——图文版

宠物病与健康

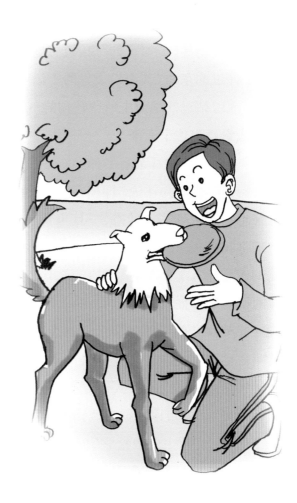

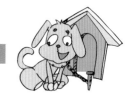

有痛苦或惊恐的感觉，以致躲避。当狗在做出错误行动时，可用较严厉的口令或较高的音调训斥它。

狗的视觉不发达。眼睛的结构不像人类那样在视网膜上形成正确的视界。狗的眼球缺乏转动性，而且又是长在头的两侧，因此，缺乏立体和双筒视觉的功能，而每只眼睛只能单独构成视野，视角仅为25度左右。但狗能转动脖颈，从而对视力的缺陷有所弥补。狗为近视眼，看不清远处正面的东西，而对远处活动着的东西仅能感觉到。

狗对色彩的分辨只是根据黑白、浓淡度来判断，所以狗也是色盲。

狗的味觉较为迟钝，很少咀嚼，几乎是吞食。狗并不是靠细嚼慢咽来品尝食物的味道的，而主要是靠嗅觉和味觉的双重作用来判断。

狗的触觉相当好。狗的头上长有长而粗的眼睫毛、耳毛、胡须等，这些毛有较深的毛囊，它们有较多的神经和血管，具有很高的敏感性。另外，在狗脚趾的某些部位，也具有相当敏感的触觉。

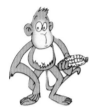

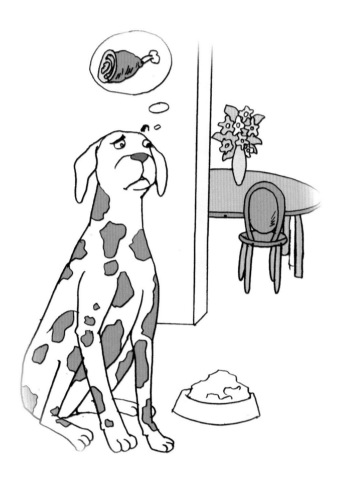

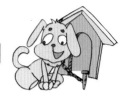

8 笼养鸟有何生理特点

　　我国有丰富的鸟类资源，它们主要通过嘴来取食。鸟嘴在一定程度上也能判断出某些鸟的食性。经验证明，依据鸟的嘴形，再结合其消化道的特点可比较准确地判断鸟的食性。

　　典型的食谷鸟类是雀科和文鸟科。这两类鸟的嘴坚实且呈圆锥状，峰嵴不明显，蜡嘴雀、锡嘴雀吃坚硬的籽实，所以显得粗壮，灰雀嘴侧呈扁而高的球体。这些鸟消化道特点是腺胃细小，肌胃大、肌肉发达，内膜硬而粗糙。但热带的鸟类，消化道较短，盲肠退化或消失。

　　在世界上约有一半的鸟类是食虫类鸟，它们

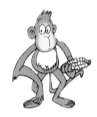

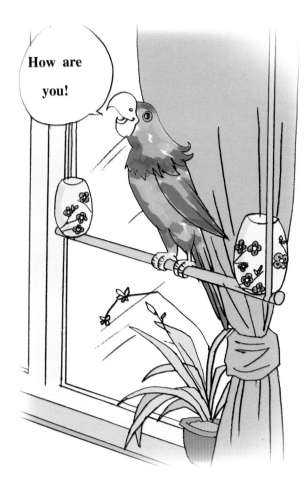

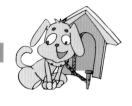

多数羽衣华丽、姿态优美、鸣声悦耳，是人们所喜爱的观赏鸟。但此类鸟较难人工饲养，多为益鸟。它们的嘴形多种多样，如卷尾等，多数追捕或拦截飞虫，故它们的嘴扁阔，峰嵴明显、嘴须发达；山雀、莺等啄食植物上的小昆虫，故它们的嘴似小钳子；黄鹂、山椒鸟啄食树上的大昆虫，故它们的嘴细长而弯曲；啄木鸟食树皮内昆虫的幼虫及卵，故嘴呈凿状等，因此，很难找出统一的判断标准。但它们的消化道结构却有许多类似的地方，如无嗉囊，腺胃细长，肌胃圆而坚实。

　　杂食性鸟类是比较复杂的一类。如百灵科的鸟以食植物种子为主，仅食少量昆虫；而一些鸫、画眉、椋鸟则要吃相当一部分昆虫，近于食虫鸟类。鹦鹉、太平鸟却是食植物种子兼食水果或浆果的另一类杂食鸟。这类鸟的嘴形长而稍弯曲，有峰嵴；鹦鹉的嘴形特殊，上嘴钩曲、形似鹰嘴，但明显加厚，适宜咬碎坚果而非用于撕裂食物。这类鸟的腺胃与肌胃几乎等长，盲肠退化或消失；鹦鹉除

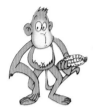

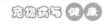
有嗉囊外，一般肠道较长。

　　食肉鸟类，体形矫健、样子凶猛、嘴形大而强、钩曲而尖锐，上嘴前端具缺刻，略似鹰嘴；脚强健，趾有利爪。食肉鸟的腺胃发达，肌胃壁薄，肠道一般较短，但壁坚实，而内腔狭窄。

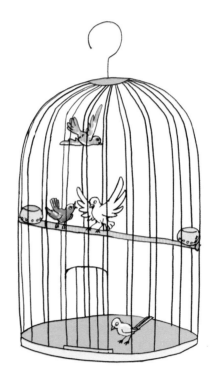

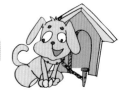

9 宠物病主要有哪几种

根据宠物种类的不同常见的宠物病可分为以下几类：

（1）猫类

传染性腹膜炎、病毒性鼻气管炎、萼状病毒感染、尿石病、白血病、呼肠病毒感染、腮腺炎病毒感染、猫肺炎等。

（2）犬类

狂犬病、狗绦虫病、钩端螺旋体病、冠状病毒感染、布氏杆菌病、细小病毒感染、疱疹病毒感染、埃利希氏体病、脓皮病、链球菌病、鲑中毒综合症、伪狂犬病、传染性肝炎、瘟热等。

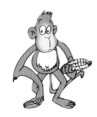

健康与塑身丛书——图文版

宠物病与 健康

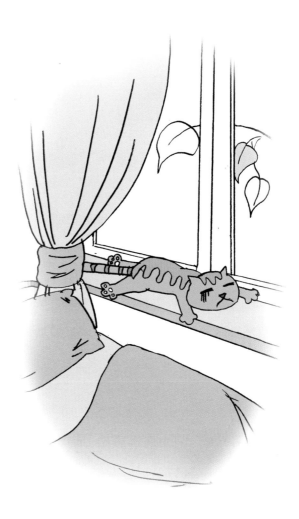

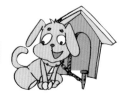

(3) 兔类

传染性黏液瘤病、梭菌性下痢、支气管败血波氏杆菌病、伪结核病、野兔热、纤维瘤病、泰泽氏病密、兔瘟、密螺旋体病、传染性水疱性口炎、葡萄球菌病、兔痘、坏死杆菌病、链球菌病、子兔轮状病毒感染等。

(4) 鸟类

马立克氏病、流感、传染性喉气管炎、新城疫、传染性支气管炎、禽痘、疱疹病毒感染、脑脊髓炎、呼肠孤病毒感染、传染性鼻炎、鸟疫、葡萄糖菌病、螺旋体病、支原体病、链球菌病、伪结核病、溃疡性肠炎、绿脓假单胞菌感染、坏疽性皮炎、念珠菌病、丹毒、曲霉菌病等。

(5) 鱼类

白云病、出血病、白皮病、赤皮病、打印病、鱼痘疮病、疖疮病、竖鳞病、白头白嘴病、细菌性败血病、卵甲藻病、肤霉病、细菌性肠炎病、链球菌病、细菌性烂鳃病、腮霉病、虹鳟内脏真菌病等。

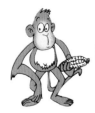

健康与塑身丛书——图文版

宠物病与 健康

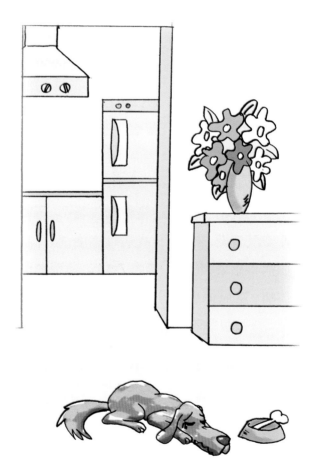

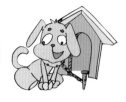

宠物与人共患病有哪几种

常见的宠物与人共患病有：

(1) 猫类

沙门氏菌病、结核病、皮炎芽生菌病、狂犬病、弯杆菌病、李氏杆菌病、莱姆病、隐球菌病、鹦鹉热、皮肤真菌病、白血病、组织胞浆菌病、猫钩虫病、猫弓形虫病等。

(2) 犬类

李氏杆菌病、沙门氏菌病、结核病、狗绦虫病、弯杆菌病、莱姆病、隐球菌病、皮肤霉菌病、皮炎芽生菌病等。

(3) 兔类

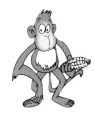
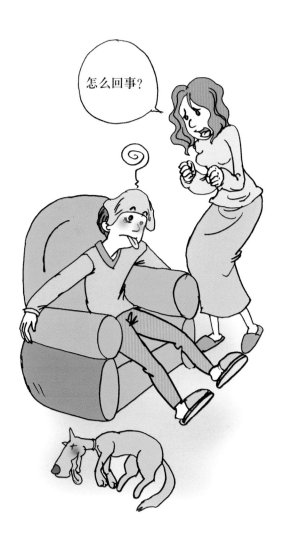

怎么回事?

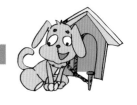

　　大肠杆菌病、弯杆菌病、沙门氏菌病、巴氏杆菌病、李氏杆菌病、皮肤霉菌病、结核病等。

　　（4）鸟类

　　沙门氏菌病、巴氏杆菌病、李氏杆菌病、皮肤霉菌病、隐球菌病、鹦鹉热、结核病、弯杆菌病等。

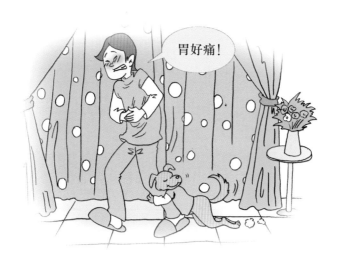

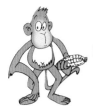
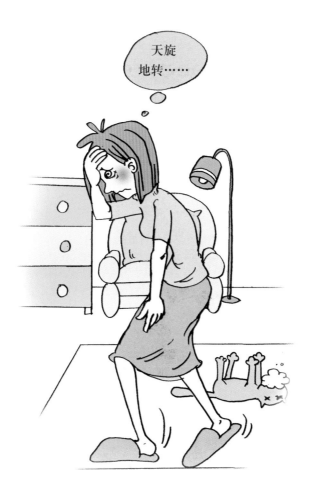

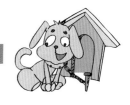

宠物病与健康

狂犬病是怎么回事

　　狂犬病又称"癫狗伤"，主要是一种急性接触性传染病。病原是狂犬病毒，包括犬、猫和人的病毒病。临床表现为特有的狂燥、恐惧不安、怕风、怕水、流涎和咽肌痉挛，而最终导致瘫痪死亡。一般潜伏期平均为2～8周，个别也有长达半年以上才发病的，至于有的报道潜伏期可达20～30年之长，对于这一说法，目前尚有争议。此外，一些动物不会发病，但会成为带病者，如蝙蝠、家畜等。

　　由于它的高致死性而成为可怕的流行病。主要发生在对犬类免疫控制差的热带国家，如东南亚、非洲、拉丁美洲等地区。但由于使用了疫苗接

45

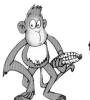
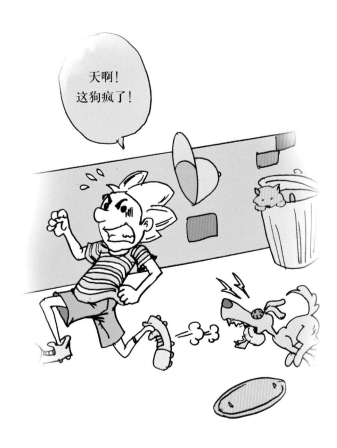

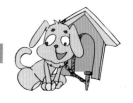

种及采取综合防治措施，部分国家已宣布消灭了此病。在我国部分地区有本病的发生。

目前，在宠物与人共患传染病中，狂犬病的死亡率已位居首位，应引起人们高度重视。据统计，全世界每年约有5万人死于狂犬病，现今在87个国家有流行。

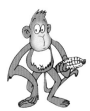

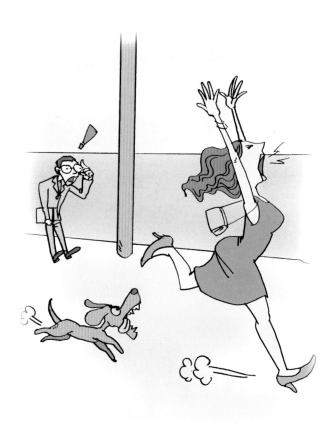

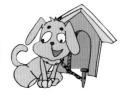

12 狂犬病人有什么临床表现

　　狂犬病潜伏期的长短不一，与动物的易感性、伤口与中枢的距离、侵入机体的病毒的毒力和数量有关。受寒、惊吓、悲痛、劳累可能为诱发因素，一般2～8周，最短8天，也有长达数月或1年以上的，一般猫犬平均为60天。各种动物的临疹表现基本相同，一般狂犬病可分为狂暴型和麻痹型两种。狂暴型病犬的症状分为三期：

　　(1) 前驱期或沉郁期：类似感冒，半天到两天，有低热、全身不适，随后出现恐惧不安、烦燥失眠等，对声音、光线、风、水等刺激敏感。常有喉头紧缩感，在已愈合的伤口处及周围有痒、痛、

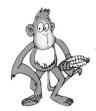

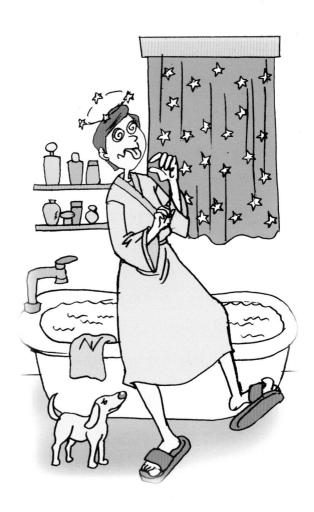

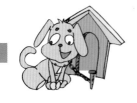

麻及如蚂蚁爬行等异样感觉。病犬精神沉郁，喜暗，常躲于某一角落，唤之不出，或跳跃摇尾，性情不安。食欲反常，喜食异物。瞳孔放大，反射机能亢进。

（2）兴奋期或狂暴期：表现为高度兴奋，突出症状为极度恐怖的表情、怕水、怕风、发作性的咽肌痉挛，体温升高至38～40℃。一般2～4天。病犬高度兴奋，狂燥，常攻击人、兽。病犬多表现一种特殊的斜视的惶恐表情，反射紊乱，受到光线、声音等刺激，会惊恐跳起来或狂乱反击自咬四肢、尾、阴部。动物显著消瘦，吠声嘶哑，下颌麻痹，流涎等。

（3）麻痹期：表现为下颌下垂，舌脱出口外，吞咽困难，后躯麻痹，卧地不起。肌肉痉挛停止，全身迟缓性瘫痪，逐渐昏迷，最后因呼吸、循环衰竭而死亡，全病程不超过6日。

猫的症状一般为狂暴型，与犬类似，但病程较短，常见口和咽喉黏膜充血或糜烂，胃内空虚或有异物，胃肠黏膜充血，中枢神经实质和脑膜炎肿胀、充血、出血，一般出现症状后2～4天死亡。

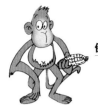

防治狂犬病有什么方法

对犬所咬的伤口应及时消除污血，力求去除狗的涎唾，冲洗后用酒精及浓碘酒反复擦拭，伤口一般不缝合、不包扎，方便排血及引流。若咬伤的部位是头、颈部等，除用疫苗外，还需用抗狂犬病血清在伤口及周围局部注射，若伤口能及时清洗消毒，可显著降低发病率。临诊症状明显的病犬一般应予以捕杀、焚毁，以防对人和其他动物造成传染危害。主要措施有：

（1）切勿随意购买、收养来路不明犬或其他可感染本病的动物。

（2）如饲养的动物在临床上出现上述症状时

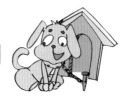

宠物病与健康

应立即送去专科医院进行诊治，并注意，千万不能让其咬伤。

（3）若被咬伤，应将创口内的血液挤掉，并在清水中冲洗约20分钟，可用0.3%的新洁尔灭溶液冲洗，最后用碘酒消毒，若有条件，再立即到医院或卫生防疫站接受血清和疫苗注射。同时，将咬人动物送往市疫病控制中心进行"狂犬病"病性确定，以资确诊。

（4）凡自国外携入犬类和其他可感染该病的动物均应依法完成检疫以保障安全，防止狂犬病的发生。

（5）对于饲养的犬类及其他可感染本病的动物均应依法进行登记，并定期接受狂犬病疫苗的注射。

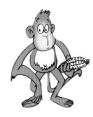

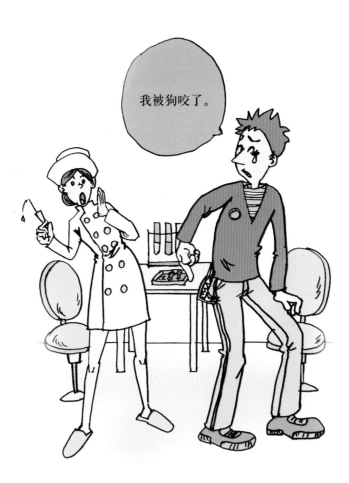

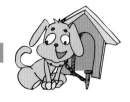

14 什么是密螺旋体病

　　密螺旋体病是一种自然疫源性传染病，也是包括人在内的多种动物易感的复杂共患病。犬钩端螺旋体和出血性黄疸钩端螺旋体是本病的主要病原，波摩那钩端旋体则多为隐性感染。感染后多呈"健康"带菌，带菌时间可长达1～2年。另外，此病亦可通过胎盘垂直传染。

　　在螺旋体中钩端螺旋体最小，长6～30微米，宽不超过0.3微米，其螺紧缠且细，其特征是一端或两端弯曲成钩，运动形式为扭曲和屈曲动作及围绕长轴做很快的回旋运动。姬姆萨染色很好，多为革兰氏阴性，为需氧菌，易于培养，30℃或略低

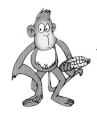

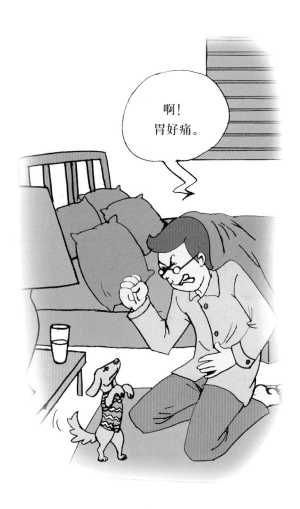

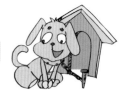

的温度培养时生长良好。螺旋体的抵抗力很差，50℃下10分钟可使其致死，干燥能很快使它死亡。对冷冻抵抗力强，对酸碱敏感，对化学消毒剂抵抗力很差，常用浓度即可将其杀灭。本病分布甚广，我国以长江流域及其以南、东南沿海和西南各省、市、自治区较严重，该病主要流行于夏秋季（6～10月）。主要为农民和参加农业劳动的人群、渔民及屠宰工人等。

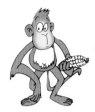

15 密螺旋体病人有何症状

　　密螺旋体病是一种宠物和人共患病，主要通过动物的直接接触而经皮肤、黏膜和消化道传播。交配、咬伤、食入污染有钩端旋体的食物均可感染。啮齿类动物（如鼠类）是最重要的密螺旋体病储存宿主。感染此病后，症状为体温升高、严重黄疸、粪便及尿液带血、皮肤及黏膜充血和出血、口腔黏膜出血溃疡，动物迅速死亡。病变表现为以肺、消化道为主的大部分器官充血、出血和肾损害。该病潜伏期一般为 5～20 天，病程 3～10 天。病犬有呕吐、腹泻，表现为出血性胃肠炎症状并伴有腹痛、舌溃烂甚至坏死，有的病例还有慢性肾和

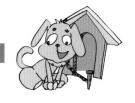

脑膜炎表现，机体脱水虚脱。

该病轻重差别较大，按临床表现的特点可分为五类，即：

（1）单纯型：常有急起发热，体温高达39℃左右，少数病人有寒颤，全身乏力，头痛明显；全身肌肉酸痛，以小腿及腰部背部疼痛明显，肢体软弱，甚至很难行走；眼球充血；双侧腹股沟出现淋巴结，其次为腋部出现淋巴结。淋巴结肿大，疼痛与压痛，质较软，不化脓；咽部疼痛充血，鼻出血。少数可有腹泻、稀便或水样便。一般总病程为5～10天，随发热减退而愈。

（2）肺出血型：与单纯型相同，但发病3～4天后病情加重，肺弥漫性出血。主要表现为发热、头痛等症状加重，出现气促、心慌、憋气或恐惧感。呼吸脉搏增快，继而出现神志不清或昏迷，皮肤、口唇发紫，呼吸不规则。数小时内咯血较多，呈暗红色，不易凝固，导致口鼻涌血，迅速窒息死亡。少数无咯血，而在死后搬动时才从口鼻中流出大

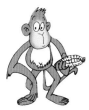

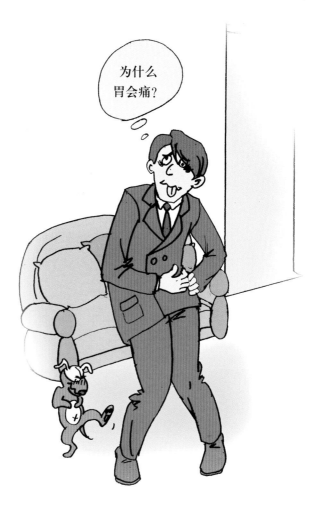

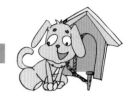

量血液。

（3）黄疸出血症：于4～5天后出现黄疸、出血倾向和肾脏损害的表现。按病情程度可分为：轻度，皮肤、巩膜黄染较浅，有食欲减退、厌油腻、上腹部不适等症状，无明显出血表现；中度，皮肤、巩膜黄染较明显，患者食欲减退，厌油腻、恶心、呕吐、全身乏力，同时皮肤黏膜出现出血点，有鼻出血。尿中可检出红、白细胞及蛋白质。经过治疗，多可逐渐恢复；重度，皮肤、巩膜黄染很深，消化道症状重，可有皮肤瘙痒。出血现象较重，可出现鼻出血、咯血、呕血与便血、尿量减少等症状。

（4）肾功能衰竭型：有肾脏损害的表现，多可恢复正常。仅少数可发生少尿氮血症与尿毒症者，称为肾功能衰竭型。

（5）脑膜脑炎型：在起病2～3天，患者出现头痛加重、烦躁、恶心、呕吐、颈部强直、嗜睡、神志不清、胡言乱语、瘫痪、昏迷等表现。重者可发生脑水肿与呼吸衰竭等。

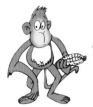

16 怎样预防密螺旋体病

预防密螺旋体病应做到：

（1）避免犬与带菌动物（尤其是鼠类等）及被其尿液污染的水和食物接触。

（2）定期消毒，驱杀鼠类，严禁饲喂畜禽及带菌动物的肉及产品，减少感染机会。注射疫苗，防疫可用二价菌苗，半年一次。

（3）接触病犬的人类要搞好个人卫生，更要加强饲养管理，搞好笼舍卫生。

（4）不饮未经煮熟或化学处理的池塘水或溪流水。

（5）应避免在水坑中游泳或涉水，特别是有开

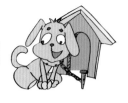

放性伤口或溃疡时。

（6）应在收集水的位置上空清除树枝及其他悬挂物，以避免动物跨越时污染水。

（7）家庭及其他工作场所周围，可用器械、毒饵控制鼠类并除去其巢穴。

（8）在清除灌木、杂草时，以及在可能有本病存在的湿地，工作者应穿戴保护性装具，如手套、长鞋、长袖衣裤等。

（9）处理死亡动物和猎擒动物时，应戴手套。

各地菌群进行预防接种的对象是：在重点流行区所有人都应注射，除有禁忌证者外；在一般流行区，主要接种与疫区水接触机会较多，缺乏免疫力者，如新到疫区者；老疫区可重点接种青少年与新到疫区者。

另外，皮下注射法对预防此病也有一定的疗效，具体为：每年注射两次，间隔7～10天。普通菌苗剂量为14～60岁第一针1.0毫升，第二针2.0毫升；7～13岁用量减半；7岁以下，根据年龄、体

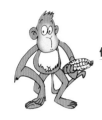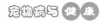
重，酌情减量注射。浓缩菌苗的剂量为普通菌苗量的一半，通常在每年的4～5月进行接种，若高度怀疑已感染钩体，可预防性给予青霉素治疗2～3天。

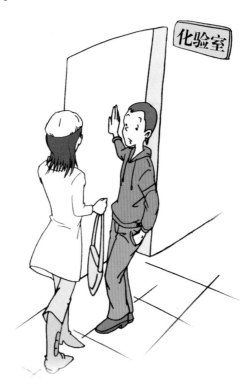

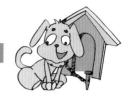

宠物病与健康

什么是莱姆病

　　莱姆病又称疏螺体病,是近年来才认识的一种新的蜱媒人和宠物共患病,病原为伯氏疏螺旋体病,是一种弯曲、细长的螺旋状的有机体,属于裂殖纲,在宠物(如兔、鸟)身上和人身上都能致病,是常见的人与宠物共患病。此病常使全身多系统受累,通常于春夏季发病。开始出现称为"慢性游走性红斑"的皮肤病灶,经数周或数月后,部分患者可继发神经系统及心脏疾患,如不经治疗,将累及关节,出现关节症状。由于其对人类健康以及畜牧业构成严重威胁,受到人们广泛的重视。目前,世界上已有许多国家证实了它的存在的危害,

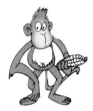

因此，很多医学专家称其为"第二艾滋病"。我国部分地区证明了此病的存在，尤以东北地区病例最多。

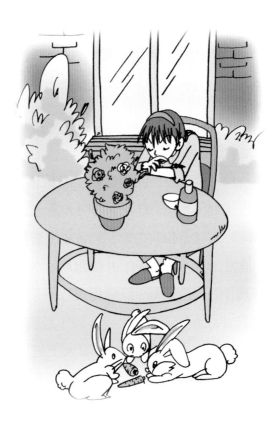

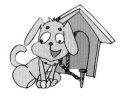

人感染莱姆病会出现哪些症状

蜱叮咬动物时，伯氏疏螺旋体会随蜱的唾液进入皮肤，也可能随蜱粪便创口而进入体内。该病常在被叮咬后一个月以内发病，首先是被叮咬处或周围出现鲜红、环形红斑，位置可不固定并相继出现。同时伴有发烧、多汗、疲劳、无力、头痛、颈强直以及肌肉、骨和关节疼痛等症状；后期可出现关节、心脏和神经系统等受损表现。患了该病若不及时治疗，可使人永久性残疾。患病后3～32天为潜伏期，病菌在皮肤中扩散，形成皮肤损害，当病菌侵入血液后，引起发热，肢关节肿胀，疼痛，神经系统、心血管系统、肾脏受损，并出现相应的

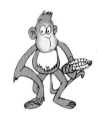
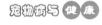
临诊症状。狗临诊症状为：早期可出现发烧、食欲不振、厌食、关节炎等，造成犬的跛行、精神沉郁、嗜睡等症状，但犬类性皮肤很少出现游离性红斑，在感染后期或持续期间，患犬的中枢神经系统、心脏、肾脏也会受到感染，继而出现复发性跛行肾功能降低以及心脏功能不全，若没有得到及时正确的治疗，可能因过度衰竭而死亡。

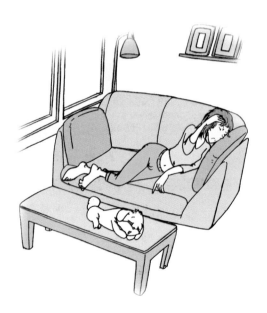

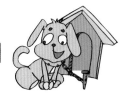

防治莱姆病的方法有哪些

莱姆病是一种由蜱传播的螺旋体所致。阿莫西林、红霉素等药物对莱姆病的早期治疗有一定疗效。若治疗不及时或误诊时，则需要长期使用不经肠道吸收的抗生素。对于此病，目前还没有特异的预防措施。主要注意以下几点：

（1）进入山林地区工作或旅行时，要尽可能穿旅游鞋、紧口袖袜，并扎紧裤脚。

（2）休息时，要有意识地选取没有草叶的地上，避免蜱的叮咬。

（3）去除衣服上的蜱可直接用手或小刀挑去，裤或袖上的可喷洒驱避剂。

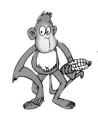

健康与塑身丛书——图文版

宠物病与 健康

(4) 使用药浴、戴防蜱项圈来预防感染。

(5) 避免动物进入有蜱隐匿的灌木丛地区。

(6) 受本病威胁的地区，应定期进行检疫，发现病例及时治疗。

(7) 对感染动物的肉应高温处理杀灭病菌后方可食用。

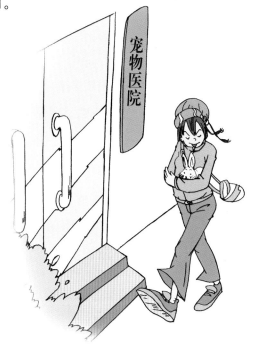

3宠物医院

21

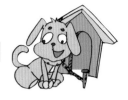

20 什么是犬结核病

犬结核病是一种由分支杆菌引起的宠物、人和禽类的慢性传染病。该病对人的危害已有数千年的历史。其病理特点主要是在多种组织器官形成肉芽肿和干酪样、钙化结节病变，禽类还伴有顽固性腹泻、贫血、消瘦等症状。该病可使全身各个器官受累，但以肺结核最为常见。结核杆菌侵入机体能否发病，不但取决于结核杆菌致病的能力，亦取决于机体免疫力的强弱和变态反应的高低。其病理变化主要有变质、渗出和增生，并且有结核结节这一特异性改变。

患此病者常有低热、乏力等，并因不同脏器或

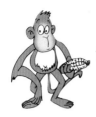

通缉的病变而有不同的表现。早期合理应用药物，几乎可全部治愈而不再复发。此病广泛分布于世界各地，但温带地区较热带地区多见。

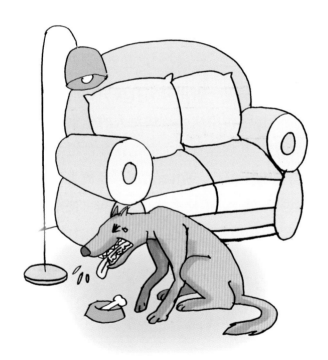

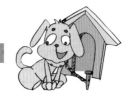

21 犬结核病有哪些临床表现

　　畜禽是本病的传染源。该病可通过消化道、呼吸道、皮肤及脐带、交配，有时也可通过子宫、蛋等途径传染。潮湿、拥挤、疲劳、营养不良及其他肺部感染也可促使本病的发生。该病的常见类型有：血行播散型结核、浸润型肺结核、原发型肺结核和慢性纤维空洞型肺结核。

　　(1) 血行播散型结核

　　多由原发性肺结核发展而来，但成人更多见的是由继发性肺或肺外结核病灶（如秘尿生殖道的干酪样病变）破溃到血管而引起的。包括急性粟粒肺结核、亚急性及慢性血型播散型肺结核。它有

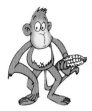

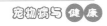
宠物病与 健康

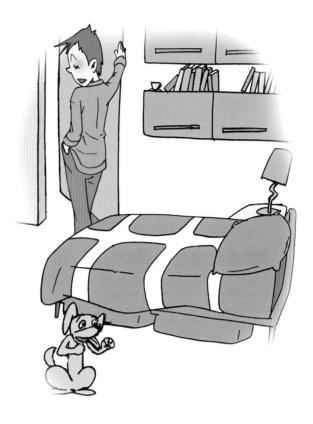

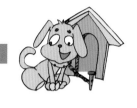

严重的毒血症症状，如高热、寒颤、身体虚弱、脉搏快而弱、呼吸困难，甚至可出现口唇青紫，咳嗽常不明显。常有血液学检查的异常，如各类血细胞减少或各类白血病，有时伴有结核性脑膜炎，亚急性病人可有反复的阶段性的胃寒和发热，常有盗汗、疲乏、食欲不振、消瘦、咳嗽、咳少量痰或血痰等症状。慢性病人常无明显症状，易伴发肺外结核，如骨结核、肾结核和腹腔结核等。

(2) 浸润型肺结核

当人体免疫力低下时，原先潜伏于病灶内的结核杆菌重新繁殖，以引起细胞浸润为主，它们有不同程度的干酪样病灶。初期或轻微的病人常无明显症状，多在X线检查时发现病变逐渐进展，可出现低热、乏力、食欲不振、消瘦、盗汗、月经紊乱、胸部不适等症状。如不及时治疗或抵抗力弱时，可出现高热、寒颤、乏力、剧烈咳嗽、咯血。

(3) 原发型肺结核

多发生于儿童，也可见于边远山区、农村初次

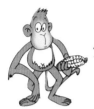

健康与塑身丛书——图文版
宠物病与 健康

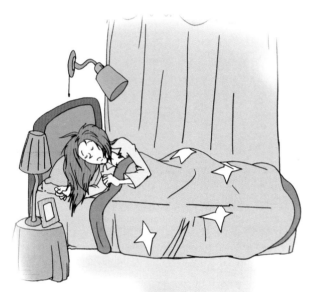

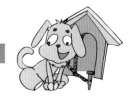

进入城市的成年人，指人体初次感染结核杆菌病而发生的肺结核，症状类似感冒，有低热、轻咳、食欲减退、疱疹性角膜结膜炎、皮肤结节性红斑等症状，X线可见肺部原发灶淋巴管炎和肺门淋巴肿大，绝大多数患病儿童或青少年，病灶可自行吸收或钙化。少数病例进展恶化，引起原发空洞形成及干酪性肺炎，易发血行播散或结核性脑膜炎。

（4）慢性纤维空洞型肺结核

若该病未及时发现或治疗不当，空洞长期不愈，空洞壁逐渐变厚，病灶出现广泛，出现纤维化，病灶吸收、修补与恶化，进展交替发生而形成慢性纤维空洞型肺结核。病人的症状很不一致，如病变范围不大，可以无明显症状；但如果病变广泛，病人常有不同程度的肺功能受损的症状，如：活动后气急和呼吸困难，心率加快，口唇或牙床青紫，病人一般情况较差，消瘦、贫血、胸痛等，有时可有反复咯血。

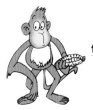

22 犬结核病有什么防治方法

　　防治结核病应主要从传染源、传染途径、增强人体免疫力、化学药物等方面入手。

　　(1) 控制传染源

　　患结核病的病人为结核的主要传染源，为减少对健康人的威胁，对痰结核杆菌阳性的患者应予适当隔离，早期发现，早期治疗，定期进行胸部X线检查。

　　(2) 切断传播途径

　　积极宣传社会环境卫生与个人卫生知识，禁止随地吐痰，同桌用餐时提倡公筷制、分食制，以减少结核杆菌的传播机会，对病人咳出的痰要采

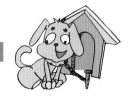

用正确方法来处理和消毒，如销毁、深埋等。

（3）增强人体免疫力，降低对结核杆菌的易感性

提高人民的生活水平和文化水平，开展体育活动，增强体质，改善劳动条件。另外，还应进行卡介苗预防接种，可有效降低对结核杆菌的易感性。据有关资料表明，接种过卡介苗的人群比没有接种过卡介苗的人群发病率减少了80%左右，但其保护力仅可维持5～10年，故隔数年后结核菌素还需复种。

（4）化学药物预防

本病可用链霉素、异烟腙、卡那霉素、异烟肼等特效药物治疗，但由于疗程长，耗费大，并且在治疗期间还要不断地向外界环境排除病原，造成污染，故除非必要，一般不予以治疗，可进行捕杀做无害处理，并对场地及用具进行消毒。

排菌的肺结核患者家庭中结核菌素是阳性的成员和结核菌素试验期转为阳性的儿童可服异烟

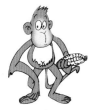
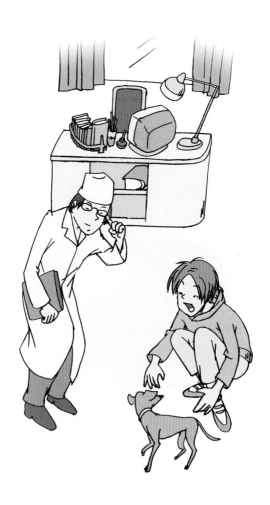

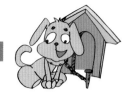

肼6～12个月，也可服异烟肼＋利福平3个月，以防发生结核病。

　　另外，预防本病应采取以下措施：

　　（1）将引进的动物进行一段时间的隔离饲养，等无病害时方可混群。

　　（2）对有价值的动物可试用卡介苗进行预防接种。

　　（3）将饲养场地设置在离其他养殖场地较远的地方。

　　（4）引进动物时做好用具的消毒，搞好疫情的调查，切勿引进患病动物。

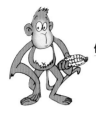

23 狗绦虫病可感染人吗

　　寄生在狗、猫的绦虫，种类很多，它们对狗、猫的生长发育、身体健康造成很大的危害。幼虫期大多以其他动物或人为中间宿主，严重危害动物和人体健康。主要绦虫种类有犬腹孔绦虫等。

　　犬腹孔绦虫寄生于犬、猫的小肠内，有时也感染人。当其成熟孕卵节片从犬、猫肛门逸出或随粪便排出体外，破裂后，虫卵散出，被蚤类食入，六钩蚴在其肠道内孵出，移行至血腔发育，待蚤幼虫经蛹蜕化为成虫，进一步发育成似囊尾蚴，一个蚤最多可含有 50 个似囊尾蚴，当犬、猫食入后而感染，经 3 周发育为成虫，在其生活史中，蚤类和犬

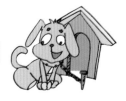

毛虱是犬绦虫的中间宿主。

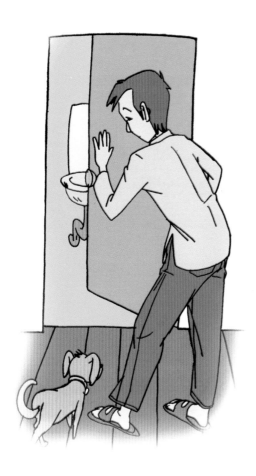

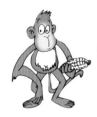

健康与塑身丛书——图文版

宠物病与 健 康

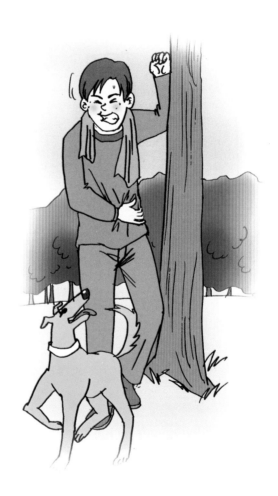

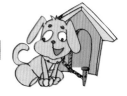

24 如何诊断狗绦虫病

　　绦虫寄生在动物的小肠内，影响宠物的发育，有时也感染人。轻度感染时往往不出现症状，所以并不引人注意，只是偶然见到病犬排出成熟节片；严重感染时，虫体损伤宿主的肠黏膜，吸收营养，且分泌毒素等。感染犬、猫等小动物往往出现贪食、异嗜、被毛粗乱、消瘦、呕吐、腹泻、便秘、交替发生及贫血。患畜容易激动，感觉过敏，甚至发生痉挛和四肢麻痹。当虫体成团时可堵塞肠管，导致肠梗阻、肠套叠、肠扭转或肠破裂等急症。

　　我们在犬、猫粪便中常可见到绦虫节片（白色米粒样，有时会蠕动），或扁平的较长的节片。尚

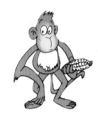

未落地的节片常常刺激犬、猫的肛门周围，所以引起不适，这时你会看到他们坐地上磨蹭肛门或拖着走。另外，实验室检查粪便虫卵也可确诊。

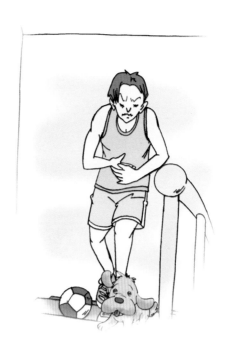

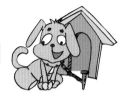

什么是隐球菌病

隐球菌病又称串酵母病、欧洲芽生菌病、酵母性脑膜炎等。本病是由新隐球菌引起狗和人的一种亚急性或慢性真菌感染。这些菌常侵害神经系统的组织，但也可以侵害肺、淋巴腺、皮肤及其他组织，所以在世界各地均有发生。隐球菌病属的新型隐球菌是该病病原，是一种不完全酵母类的真菌。在室温37℃培养时，发育成酵母状，成球形或卵形、厚壁。单个存在可出芽，有折光性，可以产生荚膜，但不产生菌丝体。失去荚膜的变异株，也就失去了霉力。在葡萄糖培养基上生长良好，菌落圆形、扁平或稍隆起，湿润、黏稠，有光泽，边

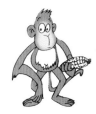

缘平滑。颜色将由开始的奶油色变成后来的棕褐色。与念球菌一样，不发酵糖类。

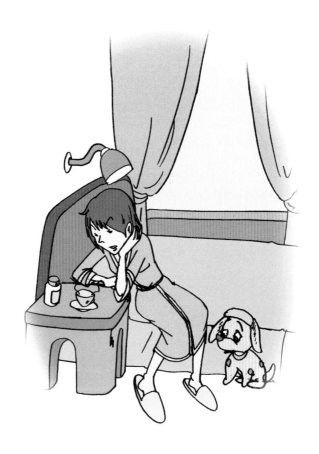

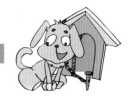

26 隐球菌病初症及防治方法有哪些

患隐球菌病开始可表现为不明原因的神经症状和呼吸道症状，如行动异常、跛行、鼻漏、转圈、哮喘、呼吸困难、眼屎等。犬的病理变化表现为鼻旁窦、筛鼻甲骨、鼻腔和脑的细小囊状病灶以及脑膜的黏液脓性炎症，脚、耳、脸等部位可见到皮下肉芽肿。猫则以中枢神经系统的病变和眼、窦及鼻中隔的肉芽肿为特征，有时还可见头部皮肤的病变。

该病预后不良，如患此病后可用多黏菌素、硫酸新霉素等药物进行治疗，对环境进行彻底清理和消毒，可使用石灰水或苛性钠水溶液定期消毒。

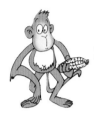

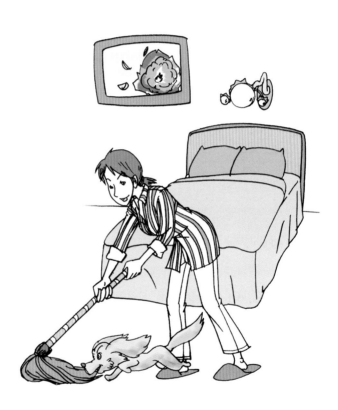

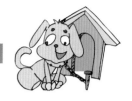

27 组织胞浆菌病是何种病

　　组织胞浆菌病是一种真菌性传染病，由荚膜组织胞浆菌引起人、犬、猫及多种动物的疾病。一般表现为呕吐、腹泻、咳嗽、内脏及淋巴结肿大等。

　　荚膜组织胞浆菌是本病的病原，在组织中和37℃条件下培养时，此菌是小的卵圆形酵母样真菌，室温培养时表现为霉样丝状真菌。在较老的培养物中或在不良条件下产生厚壁分生孢子，即圆形、厚壁的结构，直径为7～15微米。30℃条件下培养时可产生体积小的梨形小分生孢子。在有谷氨酰胺的脑心浸汤琼脂上于37℃条件下培养时，可产生酵母阶段。

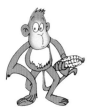

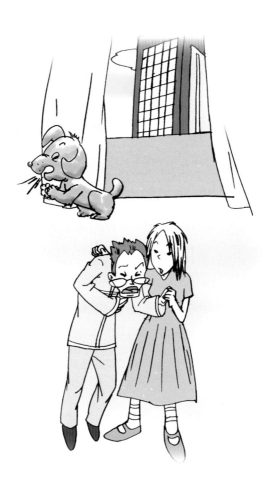

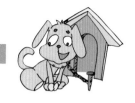

28 患组织胞浆菌病有哪些症状

对于该病，人、犬、猫、羊、牛、马、猪、猴、豚鼠禽鸟等动物均有有感染的报道。最常见的受感染动物是犬。在自然界中，土壤是本菌的自然疫源，鸡的粪便中含有较多的本菌。蝙蝠也可携带本菌。患病动物可从口腔、呕吐物、粪和鸟散播此菌，是主要的传染源，并主要由呼吸道感染。犬也可以传染给犬而患病。

此病的病状可以是隐性感染，也可引起慢性、亚急性、急性、局部或扩散性的疾病。原发性病变常发生在肺中，表现为慢性咳嗽、发热、呼吸困难。也常表现为消化紊乱。如呕吐、腹泻、食欲下降等。

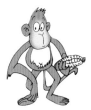
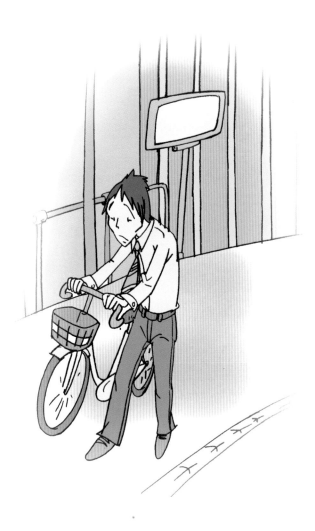

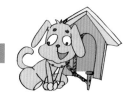

该病的主要病变表现为机体消瘦、衰弱并有皮炎症状。全身性感染时可见腹水, 肝、脾及淋巴结肿大, 肺、肾、中枢神经系统、骨髓等也可受到侵害。急性病例可在 2~5 周后死亡, 少数病例可达 3 个月到 2 年。

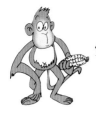

29 猫弓形虫病的传染途径有哪些

猫弓形虫病的传染途径概括地讲有先天性和后天性两种:先天性的是通过胎盘感染胎儿,后天性的是通过接触病人或患病动物的排泄物和分泌物,通过消化道、呼吸道、伤口、吸血昆虫等传染。

另外,弓形虫常存在于哺乳类和鸟类动物,均可作为传染源,其中以猫和猫类动物因其粪便中可排出弓形虫卵囊,是重要的传染源。它们通过接触传播、输血及器官移植传播、胎盘传播、胃肠道传播等。

(1) 接触传播

猫、狗、兔的粪便、唾液和尿液中有弓形虫,

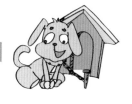

通过逗玩、被舔等亲密接触，可经黏膜及损伤的皮肤而感染。

（2）血及器官移植传播

病人的血及器官中均有弓形虫，可通过输血及器官移植传播。

（3）胚盘传播

初次急性感染的孕妇，弓形虫可经胎盘传给胎儿，一般只传染一次，因孕妇产生免疫后，即不易再传播。

（4）胃肠道传播

经过口入被弓形虫卵囊污染的食物和水，或食入含有包囊的肉而感染，亦可经生奶和生蛋传播。

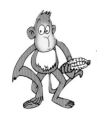

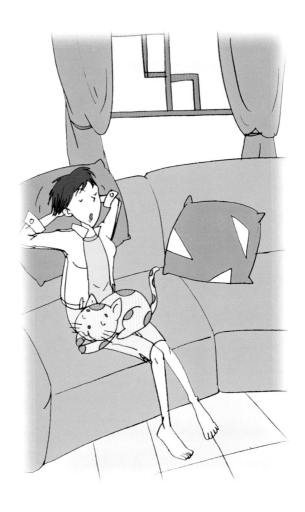

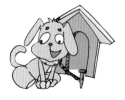

猫弓形虫病对人体有哪些危害

弓形虫可通过母亲的胎盘感染胎儿，如果母亲孕期感染了弓形虫，胎儿有40%感染弓形虫的可能性。胎儿出生时，患有先天性弓形虫病外观表现可能和正常婴儿一样，但是研究表明，90%的患儿以后会出现视力、听力损害和发育迟缓问题，症状可在出生后几个月，甚至几年后出现。因此，先天性弓形虫病患儿，应在出生后第一年内及时治疗，并定期进行检查，以降低疾病的危害。

大多数成人感染了弓形虫后无明显症状，但有的可有发热、疲劳、咽喉痛、淋巴结肿大等症状，常被误认为感冒。也可出现脑炎、脑膜脑炎、失明、

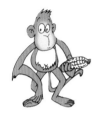

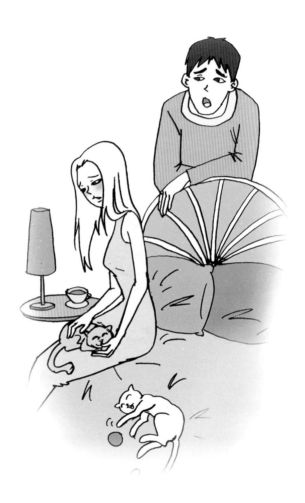

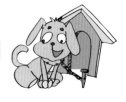

心肌炎、心包炎、肺炎等。孕妇弓形虫可引起死胎、流产、胎儿感染，即发生先天性弓形虫病。严重者出生时即出现肝脾肿大、黄疸、肺炎、眼异常等。少数可在出生后几天死亡。一般来说，孕妇感染后只发生一次流产，从而产生免疫力，但少数人也可持续5～6胎均流产或死胎。

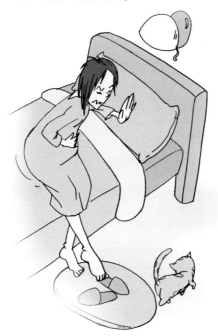

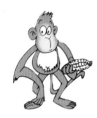

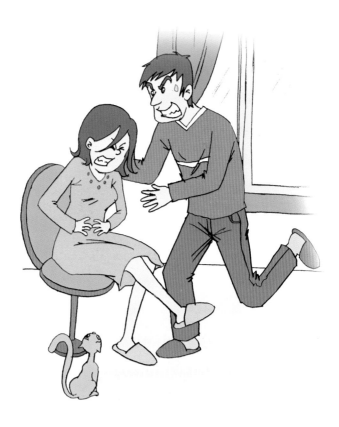

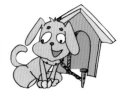

如何预防猫弓形虫病

　　猫是弓形虫最常见的中间宿主，它们寄生在猫的肠黏膜上，排出的卵囊能在泥土中存活一年半之久，但其不耐高温，80℃以上即可杀死。在生肉、生鸡蛋和未经消毒的牛奶均可发现弓形虫。

　　可采用以下措施预防弓形虫感染：

　　（1）处在怀孕期的妇女不应和猫接触，猫窝也应由他人打扫；（2）食用的肉类、蛋、奶制品应煮熟再食用；（3）孕妇在整理花草、清洗水果、接触猫、泥土、生肉后应洗手；（4）对饲养的动物应妥善管理、精心照顾，切勿让其在户外游荡；（5）对于所饲养的犬猫及其他可感染的动物，均应定期

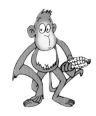

进行动物健康检查,以防感染本病;(6) 不要任意购买、接触或收养来路不明犬、猫或其他对该病易感的动物;(7) 防止猫粪便污染环境而成为感染源;(8) 孕妇应尽量避免与猫儿接触;(9) 若饲养动物在临床上出现该病症状时,应立即带它去专科医院诊治;(10) 让猫定点排便,并及时清除;(11) 养成与宠物相处的个人良好习惯。

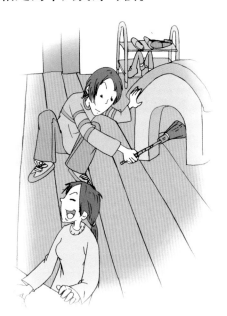

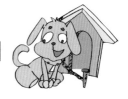

32 猫肺炎是否可感染人

　　猫肺炎是鹦鹉病衣原体以在家猫中引起的呼吸道感染和结膜炎为主的疫病。它主要是细支气管和肺泡引起,本病病原体(即鹦鹉衣原体)可感染人和多种动物,在世界范围内均有发生。其自然宿主为人和猫。为接触性传染,即接触到已被感染的分泌物,也就是飞沫传播。猫可传染猫,试验感染时,可由猫传染给小白鼠、仓鼠、豚鼠等动物。某些与眼结膜有亲和力的猫和人的衣原体菌珠,可能会使人和家猫致病。

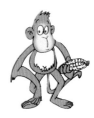

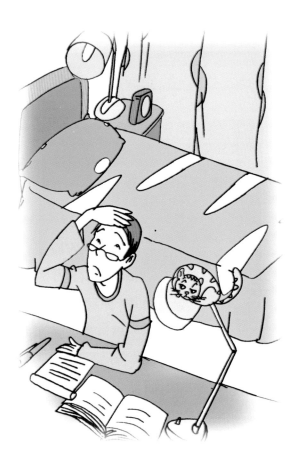

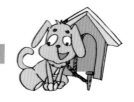

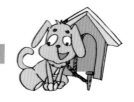

33 猫的皮肤真菌病可传染人吗

猫的皮肤真菌病也称钱癣，感染猫的真菌有两种，即犬小孢子菌和须毛癣菌，主要由大小孢菌引起，98%是犬小孢菌，是人、猫共患病，小儿最易感染。此病主要侵害营养不良的幼年猫和体弱多病的成年猫。它们主要侵害猫的皮肤、毛发和猫爪。严重可感染全身。典型的皮肤病变为被毛脱落，呈近似圆形，向四周扩张，表面有鳞屑，周边呈红斑状隆起，由于奇痒，故猫常用爪抓痒。

此外，猫癣在头前部、耳部、趾和腿部容易发生，急性感染可见患处皮肤有分泌物，随着病的演变，逐渐变为有刺激性的干燥圆形斑疹，若不及时

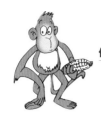

治疗，表皮、真皮、毛发、毛囊可能形成秃毛区，
甚至引起皮肤过敏。

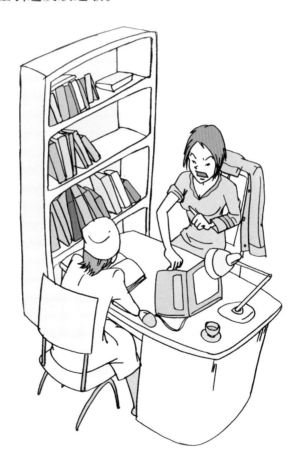

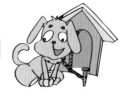

34 什么是钩虫病

钩虫病是由十二指肠钩虫，或美洲板口线虫寄生人体小肠所引起的疾病。临床上多是巴西钩虫和管状钩虫的感染，表现为贫血、营养不良和肠胃失调，轻者可无症状，或者可致发育障碍及心功能不全。本病多发生在热带地区，传染性极强。一般来说，感染猫的钩虫病有狭首钩虫、管状钩虫、巴西钩虫和犬钩虫等。

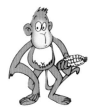
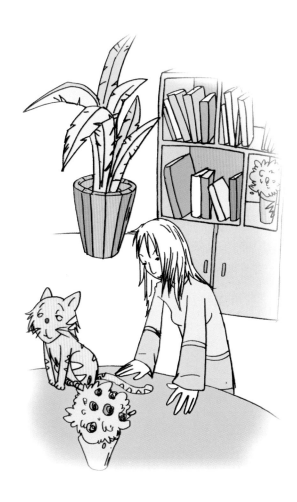

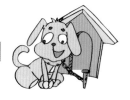

宠物病与健康

35

如何识别猫钩虫病

患有钩虫病的猫身体会逐渐消瘦，被毛粗乱，结膜色淡，贫血，血检红细胞数降低。严重感染时，粪便变黑，如柏油状，并带有腐臭气味，若幼虫大量经皮肤侵入，病猫皮肤发炎、奇痒，使病情更加复杂。另外，还可通过粪便虫卵来确切诊断。

根据钩虫病的种类、数量、期限以及机体营养和免疫状况可将该病分为两种：

(1) 幼虫引起的症状

钩虫幼虫侵入皮肤处，出现红色点状疱疹，奇痒，俗称"粪毒"等。一般3~4天后严重消退，7~10天皮肤损害愈合，约于一周，病人出现咳嗽与

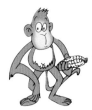

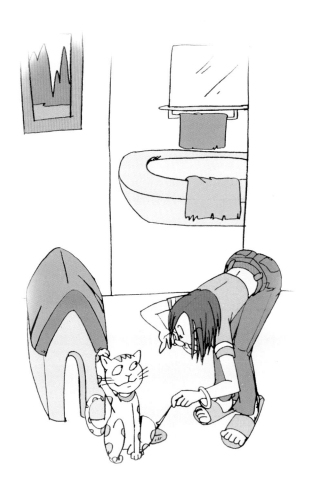

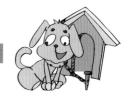

小量咯痰，重则痰中可带血丝，出现阵发性哮喘、咽部发痒、声音嘶哑、低热等表现。可持续数周或一个月以上。

(2) 成虫引起的症状

病人大多感染后1～2个月出现上腹部隐痛不适、食欲减退、消化不良、腹泻或腹泻与大便交替等症状。重度病人有贫血，偶尔可出现持续性黑便。婴儿可出现严重贫血甚至死亡。

此外，钩虫病还可引起低蛋白血症和出现脸、足肿，甚至出现腹水。妇女患此病严重者，可引起停经或不育。

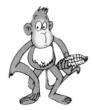

36 如何防治猫钩虫病

对于钩虫幼虫性皮炎，可在感染后24小时内应用左旋咪唑涂肤剂或15%噻苯咪唑软膏在局部涂沫，每天2～4次，或者可连用2天。对于成虫主要是用驱钩虫药治疗，常用的药物有吡喹酮等。对于贫血者应口服硫酸亚铁，加服稀盐酸或维生素C有利于硫酸亚铁的吸收，一般不需输血，严重者可谨慎给予小量输血，但速度要慢，同时应加强营养，进食高蛋白、高维生素的食物。

另外，预防钩虫病的方法还应改革施肥与耕作方法，合理安排旱地农作物劳动时间，提倡穿鞋袜下田，以防止钩虫幼虫侵入皮肤。不吃生的蔬

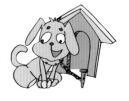

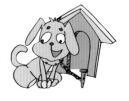

宠物病与健康

菜等等。还可采取沼气池、堆肥等方法以杀死钩虫卵。

（1）驱虫，幼猫4周龄时驱虫一次，以后每隔3~6个月驱虫一次，成年猫每半年驱虫一次。驱虫可用盐酸左旋咪唑，此药能驱除蛔虫和钩虫，每千克提供2~3毫克，临睡觉时拌食，一周后再服一次。广谱驱虫药除能驱除绦虫和吸虫外，还能驱除体内外一切寄生虫，驱绦虫用吡喹酮，每千克体重2毫克，一次口服。

（2）注意卫生及时清除猫的粪便。

115

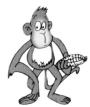
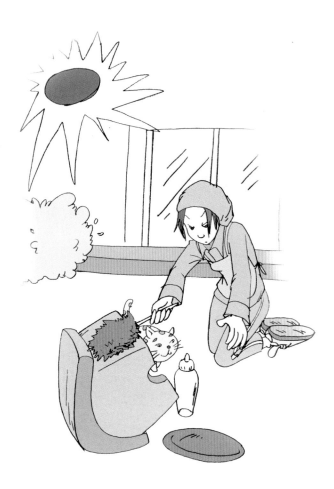

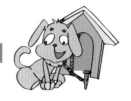

 37 猫白血病是否传染

　　猫白血病是由猫白血病病毒和猫肉瘤病毒引起的，是以猫的机体内多种组织发生淋巴细胞浸润和形成肿瘤为特征的一种传染病。病原为反转录病科的猫白血病病毒和猫肉瘤病毒，属于RNA病毒，是一种有活性的病毒。以猫和病愈康复猫为主要传染源，可通过自然接触病猫、病猫排泄物或用具以及接触过病猫后再接触健康猫的人来传染。跳蚤和其他吸血昆虫也可成为传染源。该病主要感染1岁以下的幼猫，尤以2～5月的猫最为敏感，而成年猫感染此病则较少；而猫肉瘤病毒是一种缺损病毒，需要有猫白血病病毒作为辅助病毒才

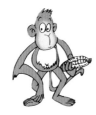

健康与塑身丛书——图文版

宠物病与 健 康

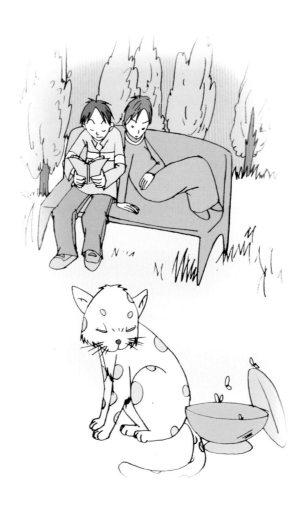

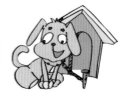

能在细胞中复制。猫白血病病毒能在人、狗和猪原
的细胞培养物中复制，有时候病毒在人细胞和猫
细胞中生长同样良好。用活的致弱猫白血病肿瘤
细胞或戊二醛杀死的猫白血病肿瘤细胞对猫进行
疫苗接种，可以产生高效价的猫肿瘤病毒相关细
胞膜抗原抗体，被免疫的猫抵抗了由于猫白血病
病毒攻击而引起的病毒血症。加热灭活的肿瘤细
胞也能保护子猫抵抗猫肉瘤病毒的致死性产瘤
作用。

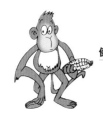

38 猫白血病有哪些主要症状

猫白血病也称猫瘟热或猫传染性肠炎，是由一种高度传染性细小病毒引起的，发病率和死亡率较高。有资料表明，自然接触猫白血病感染猫的无此病的猫，可在5个月内被感染，表现为病毒血症的猫，可死于与猫白血症有关的晚期病，如贫血等。若给较小的猫接种猫肉瘤病毒，在几天内就能将猫致死。如果是6～8周的猫，在3～10周内，接种部位可产生进行性肿瘤，肿瘤还能转移到其他器官里去，并有病毒血症。

自然患病猫的症状是非特异性的，表现为沉郁、持续性呕吐、呼吸困难、贫血、消瘦和腹泻等。妊

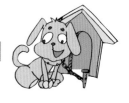

娠猫有时流产。出生前感染此病毒的胎儿，生后由于脑损伤而步态不稳。其病理变化包括五种不同的临诊病理学综合症。

(1) 消化道淋巴瘤

主要起源于肠道的淋巴组织，最初生长于胃肠壁、肠系膜、淋巴结及肠腺中，脾、肝也有肿瘤的发生，肾则被淋巴细胞浸润。

(2) 多中心淋巴瘤

表现为两侧淋巴结发生肿瘤而使淋巴结肿大，脾、肝肿大。

(3) 胸腺和前胸纵隔型

胸腺被肿瘤组织取代，当肿瘤增大到整个胸腔时，会引起呼吸困难。

(4) 白血病

由于白血病细胞的浸润而引起脾肿大，肝也受到浸润，骨髓明显增大，淋巴结也有肿大现象。

由猫白血病诱发、局限于单一器官，如肾或神经系统中的肿瘤不很常见。

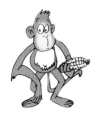

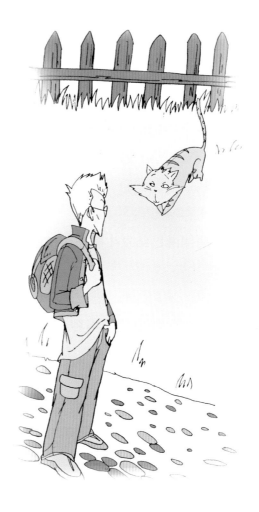

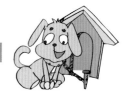

39 什么是兔热病

　　兔热病亦是宠物与人共患疾病之一。兔热病又名野兔热或土拉仑菌病。它主要在野兔中流行，其他野生啮动物（鼠类）也有发烧，因为此病的病原最早是1911年在美国加利福尼亚州土拉是从黄鼠中分离到的，故命为土拉仑菌。

　　这种病与鼠疫一样，是自然疫源性疾病，也就是说该病是野兔、黄鼠、田鼠等野生动物本身的一种地方病。小家鼠也能成为传染源。动物之间是通过寄生在动物身上的昆虫，尤其是蜱传播的，蚊蝇和虻也可传播。

　　自然感染土拉仑菌的野兔主要有4种，即欧

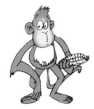
兔、白兔、砂兔和灰尾兔。这些兔主要分布在森林的草原地区。这种病的主要传播途径是直接接触病死动物，尤其是剥食死野兔和排泄物所污染的水源。仅接触病死动物的膜、眼结膜感染。人也可被蜱叮咬而感染。

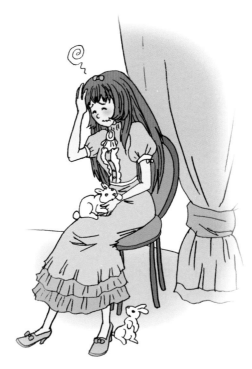

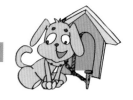

40　人感染兔热病有哪些主症

　　人要感染后，潜伏期一般为 3~5 天。患者起病后，临床表现为发热、寒颤、头痛。因狩猎到兔而感染者的上肢会出现淋巴结，表现为淋巴结疼痛肿大甚至破溃。

　　人们避免感染兔热病的方法是最好不要狩猎，别食野兔，特别是不要食用原因不明的自毙兔。处理野兔时要注意个人防护。进入林区或草原要防止蜱的叮咬。

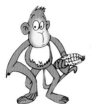

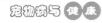
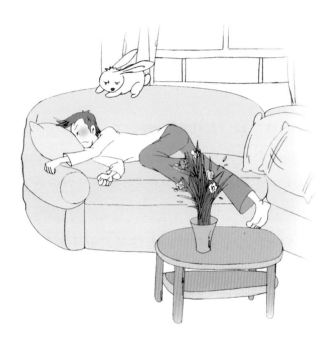

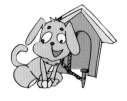

 什么是猴痘

　　猴痘是一种人与动物共患的传染病。猴痘病毒是天花病毒的近亲，可以引起罕见的、散发的天花磁的动物源性疾病，主要存在于中非和西非的热带雨林地区。

　　猴痘可通过被感染动物或直接接触有病动物的损伤皮肤，经体液传染给人，也可在人与人之间传播，但其传染性较天花弱。该病毒可经呼吸道飞沫传播，以及通过与感染患者体液、病毒污染物（如被褥或衣服）直接接触传播。

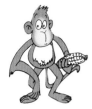

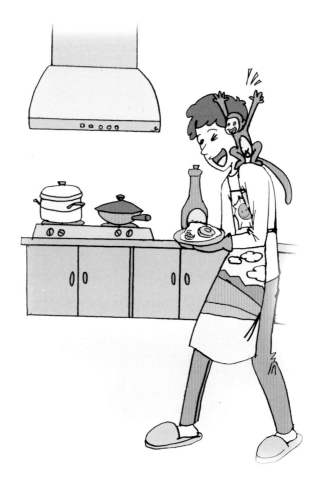

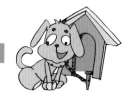

42 人感染猴痘有哪些临床表现

人类的猴痘症状类似天花，但一般症状较轻，与天花所不同的是猴痘引起淋巴结肿大。

猴痘的潜伏期约12天。起病时常会发热，头痛、肌肉疼、背痛、淋巴结肿大、感觉不舒服和疲乏。发热1~3天内，患者可出现丘疹，然后出现类似天花的水痘。通常首先在面部，有时首先发于身体的其他部位，病程通常约为2~4周。

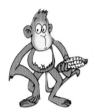

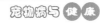

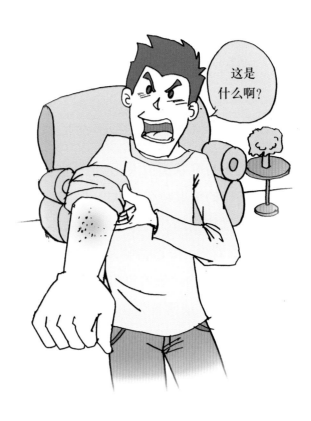

130

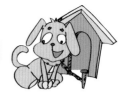

43 怎样预防猴痘病

（1）加强宣传，及时了解猴痘疫情动态，防止疫源动物传入我国，及早发现，及早处理，以利于预防控制疾病发生蔓延扩散。

（2）与猴痘患者直接接触，已患该病的人，观察治疗期间尽量减少与他人的接触。与猴痘患者有过接触者，每天早晚应各测量一次体温，一旦出现以下症状，包括发热在 37.4℃以上，咽痛、咳嗽和皮疹等，应及时与当地疾病预防控制机构联系就医。

（3）发现猴痘病人或疑似病人后应进行终末消毒，即对传染源可能污染的环境、场所和物品进

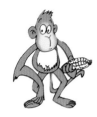

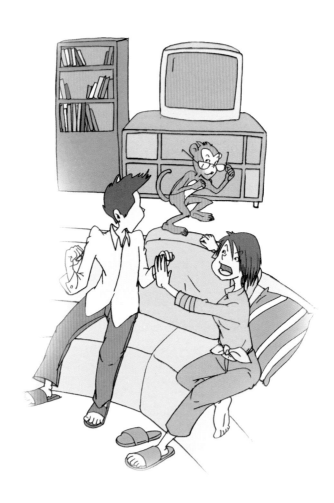

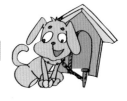

行一次彻底消毒。消毒剂一般使用0.3%～0.5%过氧乙酸溶液进行空气消毒，作用一小时后即可开窗通风。

（4）病人用过的餐具和衣物若不能集中在消毒站消毒室，可在疫点进行煮沸、浸泡消毒。做浸泡消毒时，必须使用消毒液浸透被消毒物品，可用0.5%过氧乙酸溶液浸泡30分钟后，再用清水将衣物洗净。

（5）经常开窗通风，保持室内空气清新，若出现疫情应少到人多的公共场所，以防感染该病。

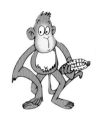

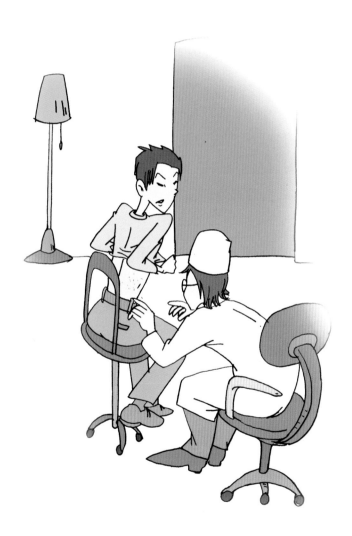

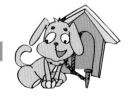

宠物病与健康

44　　**什么是鹦鹉热**

　　鹦鹉热又称鸟疫，是人、鸟共患的一种疾病。1894年在法国巴黎曾出现本病的爆发流行，经确定患病的鹦鹉为传染源，遂以此命名。

　　它的病原体是衣原体，称鹦鹉衣原体。发病的鸟和带菌的鸟可通过分泌物、排泄物、羽毛及尘埃传染其他鸟类及人类。人感染后通常经过5～21天的潜伏期即发病，起病很急。发热等症状和感冒相似，病愈后可复发，复发率为20%左右。

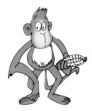

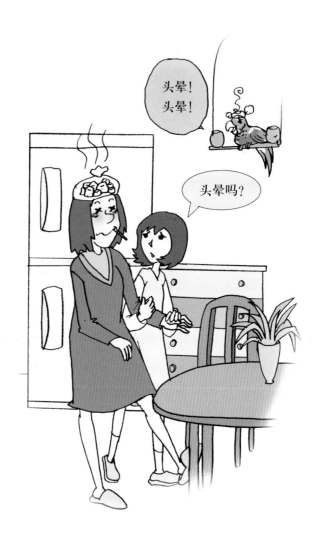

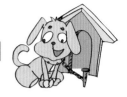

45 人感染鹦鹉热后有哪些症状

人感染鹦鹉热后通过 5～21 天的潜伏期后发病，起病很急，突然发烧可达 39℃ 到 40℃，怕冷、寒颤、头痛、大汗不止、恶心、呕吐，并伴有周身病。

大多数患者咳嗽明显，干咳无痰，肺炎发病率可达85%～90%。部分患者肝皮肿大、肝功能异常，偶尔出现玫瑰色皮疹及眼结膜炎。

大多数患者烧退后 1～3 周即可恢复，3 个月内又出现症状，即为复发，复发率约为 20%。

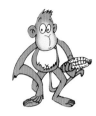

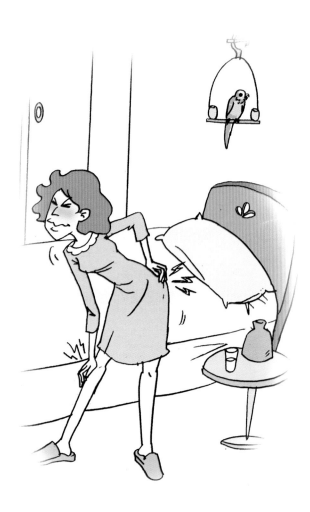

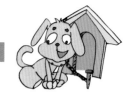

46 鹦鹉热的防治方法有哪些

　　鹦鹉热一般由发病鸟和带菌鸟的分泌物、排泄物及羽毛所污染的环境而传染人类，家中饲养的外观健康但却排菌的鹦鹉、金丝雀等鸟类是城市重要的传染源。

　　如果带有鹦鹉热衣原体的灰尘吸入人的呼吸道，人就有可能感染发热、干咳、肺炎、肝皮肿大及肝功能异常等。为防止灰尘感染，要尽量远离不清洁的养鸟场所，不可和鸟过近，爱好养鸟者应带上口罩清理养笼。

　　带菌的分泌物、排泄物也会经皮肤、黏膜及消化道引起人的感染，导致皮肤病、眼结膜炎等。因

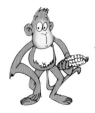

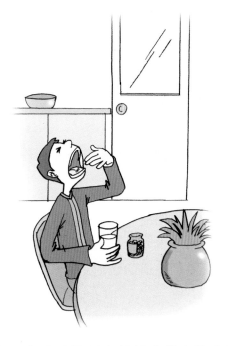

此，养鸟者在冲洗清理鸟笼时应带上胶皮手套，冲洗的工具也要远离人进餐的用具，并用消毒液清洗水池等。

确诊为鹦鹉热后，可听从医嘱，服用抗菌药物。一般用药48小时，绝大多数患者均可退烧，但服药必须至少3~7天，为防止复发可服至21天。